Samuel HUYNH

MAIGRIR

Votre guide complet pour une perte de poids réussie

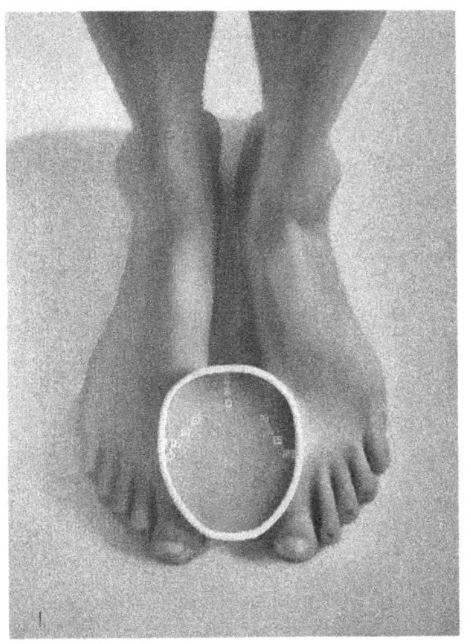

« La santé est la richesse la plus précieuse que nous pouvons posséder, et c'est en prenant soin de notre corps que nous pouvons réaliser notre potentiel complet. »

Dr Mehmet Oz

AVERTISSEMENT

Bienvenue dans "MAIGRIR : votre guide complet pour une perte de poids réussie". Avant de commencer, je tiens à vous rappeler que la perte de poids peut être un processus complexe et difficile, impliquant plusieurs facteurs différents, y compris la nutrition, l'exercice, la gestion du stress et la motivation. Il est important de se rappeler que les informations présentées dans ce livre ne remplacent pas l'avis d'un professionnel de la santé qualifié.

En suivant les conseils et les stratégies présentées dans ce livre, il est possible d'obtenir des résultats positifs en matière de perte de poids. Cependant, il est important de ne pas s'attendre à des résultats rapides et importants sans un engagement personnel et une modification de ses habitudes alimentaires et d'exercice. Il est également important de surveiller de près son état de santé et de consulter un médecin si vous constatez des effets secondaires ou des anomalies.

Se rappeler que la perte de poids n'est qu'un aspect de la santé globale. En suivant les conseils de ce livre, il est possible de se sentir mieux dans son corps, de booster sa confiance en soi et d'améliorer sa santé générale. Cependant, il est important de ne pas se concentrer uniquement sur la perte de poids et de considérer les autres aspects de la santé, tels que la gestion du stress, la qualité du sommeil et la santé mentale.

PROLOGUE

Bienvenue dans ce livre qui vous fournira les clés pour une perte de poids réussie et durable. Nous savons tous à quel point la perte de poids peut être difficile, mais grâce à cet ouvrage, vous découvrirez les stratégies les plus efficaces pour atteindre vos objectifs.

Nous sommes heureux de vous présenter ce guide complet sur la perte de poids, qui vous aidera à comprendre les différentes causes de la prise de poids, les mythes entourant la perte de poids, les méthodes les plus courantes, ainsi que les avantages et inconvénients de ces méthodes. Vous découvrirez également l'importance de l'alimentation, de l'exercice, de la gestion du stress et de la persévérance pour une perte de poids réussie.

Notre but est de vous fournir une compréhension approfondie de la perte de poids, afin que vous puissiez déterminer le plan qui vous conviendra le mieux. Nous aborderons également les programmes de perte de poids en ligne, les compléments alimentaires, les défis pour les personnes en surpoids ou obèses, et les erreurs courantes dans les programmes de perte de poids. Vous découvrirez également les stratégies pour maintenir une perte de poids durable, le soutien nécessaire pour une perte de poids réussie, et les effets psychologiques de la perte de poids.

Notre objectif est de vous fournir les outils nécessaires pour une perte de poids réussie et durable, alors ne perdez plus de temps et commençons cette aventure ensemble !

TABLE DES MATIÈRES

INTRODUCTION

"Maigrir : votre guide complet pour une perte de poids réussie" vous offre une nouvelle opportunité de prendre en main votre corps et votre santé.

Ce livre est votre allié pour une perte de poids saine et durable, avec des outils concrets pour affronter l'épidémie mondiale de prise de poids. Je suis heureux de vous accompagner dans ce voyage vers un nouveau vous en meilleure santé.

Dans les pages qui suivent, nous allons explorer les causes de la prise de poids, briser les mythes qui entourent la perte de poids, et vous donner des conseils pratiques pour atteindre vos objectifs de perte de poids. Nous couvrirons également les avantages et les inconvénients des différentes méthodes de perte de poids, ainsi que les stratégies pour maintenir une perte de poids durable.

Notre voyage ensemble vous permettra de comprendre comment la nutrition, l'exercice et la gestion du stress peuvent vous aider à atteindre vos objectifs de perte de poids. Vous découvrirez également les compléments alimentaires pour la perte de poids, les programmes en ligne et les coachs, et les erreurs courantes dans les programmes de perte de poids.

Enfin, nous aborderons les effets psychologiques de la perte de poids, les relations entre l'alimentation et l'humeur, l'importance de l'eau pour la perte de poids, ainsi que les conseils pour les personnes ayant peu de temps pour faire de l'exercice.

"Maigrir : votre guide complet pour une perte de poids réussie" vous donne tout ce dont vous avez besoin pour atteindre vos objectifs de perte de poids et vous sentir en meilleure santé. Je suis excité de vous accompagner dans ce voyage vers une vie plus saine et plus heureuse.

DÉFINITION ET IMPORTANCE DE LA PERTE DE POIDS

Bienvenue dans la première section de "Maigrir : votre guide complet pour une perte de poids réussie". Dans cette section, nous allons explorer la définition et l'importance de la perte de poids.

La perte de poids peut être définie comme une réduction du poids corporel d'une personne, qu'elle soit volontaire ou non. Cela peut être accompli à travers une combinaison d'une alimentation saine et d'un exercice régulier. La perte de poids est importante pour de nombreuses raisons, notamment la santé, l'estime de soi, le bien-être général et même la performance physique.

En effet, la perte de poids peut aider à réduire le risque de nombreuses maladies chroniques, telles que le diabète, les maladies cardiaques et l'hypertension. Elle peut également améliorer la qualité de vie en augmentant la confiance en soi et en permettant aux personnes de se sentir plus en forme et plus fortes physiquement.

Soulignons que la perte de poids n'est pas une solution rapide ou facile. Au contraire, c'est un processus continu qui nécessite de la patience, de la persévérance et une stratégie saine et durable. Cependant, avec les bons outils et un engagement constant, il est possible de perdre du poids de manière saine et durable, ce qui peut entraîner de nombreux bienfaits pour la santé et le bien-être général.

En conclusion, la définition et l'importance de la perte de poids sont les fondements de ce livre. Nous allons explorer les différentes causes de la prise de poids, les mythes courants sur la perte de poids et les méthodes efficaces pour atteindre un poids santé. Nous sommes ici pour vous aider à comprendre les différents aspects de la perte de poids et à vous donner les clés pour une perte de poids réussie.

CAUSES DE LA PRISE DE POIDS

Dans ce chapitre, nous allons explorer les causes profondes de la prise de poids. La plupart des gens comprennent que la consommation excessive de calories et un manque d'activité physique peuvent causer une prise de poids, mais il y a également de nombreux autres facteurs impliqués. Certains de ces facteurs sont hors de notre contrôle, tels que les gènes et les hormones, mais d'autres peuvent être influencés par nos choix de vie, tels que le stress, la qualité du sommeil et la consommation d'alcool.

Nous allons plonger plus en profondeur dans les différents facteurs qui peuvent causer une prise de poids, en expliquant comment ils interagissent les uns avec les autres pour créer un environnement favorable à la prise de poids. Nous discuterons également des études scientifiques qui ont établi le lien entre ces facteurs et la prise de poids, ainsi que des stratégies pratiques pour les gérer.

En comprenant les causes profondes de la prise de poids, nous pouvons mieux comprendre pourquoi certaines personnes sont plus à risque de prendre du poids que d'autres, et comment nous pouvons agir pour minimiser les effets de ces facteurs sur notre corps. Alors, allons-y ! Nous sommes sur le point de découvrir les causes cachées de la prise de poids.

La cause la plus commune de la prise de poids est un déséquilibre entre les calories consommées et celles brûlées. Cela peut être dû à un apport calorique excessif par rapport à l'exercice, à une augmentation des portions alimentaires ou à une combinaison des deux. De plus, la sédentarité, la vie stressante et la consommation de nourriture malsaine peuvent également jouer un rôle important dans la prise de poids.

Les facteurs génétiques et hormonaux peuvent également être à l'origine de la prise de poids. Certaines personnes sont plus prédisposées à stocker les graisses en raison de leur génétique. De plus, les fluctuations hormonales, telles que celles qui se produisent pendant la ménopause, peuvent également entraîner une prise de poids.

Il est important de noter que la prise de poids peut également être un symptôme d'autres conditions médicales, telles que la dépression, l'insuffisance rénale et certains troubles métaboliques. Si vous avez des difficultés à perdre du poids, il est important de consulter un professionnel de la santé pour éliminer ces causes potentielles. En fin de compte, comprendre les causes de la prise de poids est la première étape pour développer un plan de perte de poids réussi.

MYTHES SUR LA PERTE DE POIDS

Nous avons tous entendu des histoires farfelues sur la perte de poids au fil des ans. De nombreux mythes circulent sur la façon de perdre du poids rapidement et facilement, mais il est important de savoir ce qui est vrai et ce qui est faux. Dans cette section, nous allons démystifier les mythes les plus répandus sur la perte de poids et vous donner les informations dont vous avez besoin pour faire des choix éclairés en matière de perte de poids.

Tout d'abord, il y a le mythe selon lequel vous pouvez perdre du poids rapidement en mangeant un régime restreint en calories. Bien que cela puisse vous faire perdre du poids à court terme, il est peu probable que vous puissiez le maintenir à long terme. Les régimes restreints en calories peuvent épuiser votre corps de ses nutriments essentiels, ce qui peut entraîner une fatigue accrue, une baisse de l'immunité et une augmentation du risque de carences en nutriments.

Ensuite, il y a le mythe selon lequel vous pouvez perdre du poids en vous concentrant sur un seul type de nourriture ou de nutriment. Cela peut sembler être une solution rapide et facile, mais ce n'est pas sain ni efficace à long terme. Le corps a besoin d'une alimentation équilibrée pour fonctionner de manière optimale, et en supprimant certaines catégories d'aliments, vous pouvez manquer de nutriments importants pour votre santé.

Enfin, il y a le mythe selon lequel vous pouvez perdre du poids en suivant une seule forme d'exercice. Bien que l'exercice soit un élément important d'une perte de poids saine, il est important de varier votre routine d'exercice pour obtenir les meilleurs résultats. En utilisant différents types d'exercices, vous pouvez stimuler différents groupes musculaires et brûler des calories de différentes manières, ce qui peut maximiser votre perte de poids à long terme.

En conclusion, faire la distinction entre les mythes et les vérités sur la perte de poids. En suivant les conseils et les informations les plus fiables, vous pouvez vous aider à atteindre vos objectifs de perte de poids de manière saine et durable.

MÉTHODES COURANTES DE PERTE DE POIDS

Dans cette section de notre livre "Maigrir : votre guide complet pour une perte de poids réussie", nous allons examiner les méthodes courantes de perte de poids. Il existe de nombreuses approches différentes pour perdre du poids, et il est important de comprendre les avantages et les inconvénients de chacune d'entre elles.

L'une des méthodes les plus courantes de perte de poids est la restriction calorique. Cette méthode implique de limiter les calories consommées à un niveau inférieur à celui qui est nécessaire pour maintenir un poids stable. Cette approche peut fonctionner à court terme, mais elle peut également entraîner une frustration, une restriction mentale et même des carences nutritionnelles.

Une autre approche courante est la modification de l'alimentation. Cela implique de changer les habitudes alimentaires, en se concentrant sur la consommation de nourriture plus saine et plus nutritive. Cette approche peut être plus durable que la restriction calorique, car elle vous permet de consommer une variété de nourriture saine sans avoir l'impression de vous priver.

L'exercice est également une méthode courante de perte de poids. Cela implique d'augmenter la quantité d'énergie dépensée en bougeant davantage, ce qui peut aider à brûler des calories supplémentaires. L'exercice peut également améliorer la santé en général, en renforçant les muscles et en améliorant la forme cardiovasculaire.

Enfin, la combinaison de restriction calorique, de modification de l'alimentation et d'exercice peut être la méthode la plus efficace pour la perte de poids. Cependant, se rappeler que la perte de poids est un processus personnel et trouver ce qui fonctionne le mieux pour soi.

En conclusion, les méthodes courantes de perte de poids comprennent la restriction calorique, la modification de l'alimentation, l'exercice et la combinaison de ces approches. Comprendre les avantages et les inconvénients de chaque approche pour trouver ce qui fonctionne le mieux pour chaque personne.

AVANTAGES/INCONVÉNIENTS DES MÉTHODES

Bien sûr ! Comprendre les avantages et inconvénients de chaque méthode de perte de poids aide à faire un choix judicieux pour le corps et la santé.

D'une part, les régimes très restrictifs peuvent vous aider à perdre rapidement du poids, mais ils peuvent également être difficiles à suivre sur le long terme. De plus, en privant votre corps de nutriments essentiels, vous pouvez endommager votre système métabolique et faire rebondir votre poids.

Les programmes d'exercice rigoureux peuvent être excellents pour améliorer votre santé globale, mais ils peuvent également entraîner des blessures et une fatigue excessive si vous ne les avez pas correctement planifiés. Les compléments alimentaires peuvent aider à brûler les graisses et à stimuler votre métabolisme, mais ils peuvent également contenir des ingrédients dangereux pour la santé.

Comprendre les avantages et les inconvénients de chaque méthode aide à faire un choix éclairé pour votre corps et votre santé. Il est également important de se rappeler que la perte de poids saine et durable ne vient pas d'une seule solution miracle, mais plutôt d'un équilibre de régime alimentaire sain, d'exercice régulier et de modes de vie sains.

NUTRITION POUR LA PERTE DE POIDS

La nutrition est un élément clé pour tout programme de perte de poids. En effet, ce n'est pas seulement la quantité de calories que vous consommez qui compte, mais aussi la qualité des aliments que vous mangez.

Si vous voulez vraiment perdre du poids de manière efficace, vous devez apprendre à manger sainement et à éviter les aliments riches en gras et en sucre.

Il existe de nombreux conseils nutritionnels pour la perte de poids, mais il est important de se rappeler que ce qui fonctionne pour une personne peut ne pas fonctionner pour une autre. Faire des essais et erreurs peut aider à déterminer ce qui fonctionne le mieux pour vous. Par exemple, certains peuvent trouver que le régime végétalien fonctionne très bien pour eux, tandis que d'autres peuvent avoir besoin de consommer de la viande pour maintenir un poids santé.

Il est également important de comprendre que la perte de poids ne se produit pas uniquement en raison de la restriction calorique, mais aussi en raison de la qualité des aliments consommés. Manger des aliments riches en protéines, en fibres et en nutriments essentiels peut vous aider à vous sentir plus rassasié, à réduire les fringales et à perdre du poids plus rapidement. De plus, il est important de boire suffisamment d'eau tout au long de la journée pour aider à éliminer les toxines et à maintenir un corps hydraté.

En résumé, la nutrition est un élément clé pour une perte de poids réussie. En apprenant à manger sainement et en évitant les aliments riches en gras et en sucre, vous pouvez vous aider à atteindre vos objectifs de perte de poids plus rapidement et de manière efficace.

IMPORTANCE DE L'EXERCICE POUR LA PERTE DE POIDS

L'exercice est une partie cruciale de tout plan de perte de poids sain et efficace. Les avantages de l'exercice ne se limitent pas à la combustion des calories. L'exercice peut également aider à améliorer votre humeur, votre santé mentale, votre santé cardiovasculaire, votre circulation sanguine, votre force musculaire, votre flexibilité et bien plus encore.

De plus, l'exercice peut vous aider à construire la masse musculaire maigre, qui est plus métaboliquement active que la graisse. Plus de muscle signifie un métabolisme plus élevé, ce qui peut aider à vous maintenir à un poids santé plus facilement. De plus, l'exercice peut augmenter votre confiance en vous, ce qui peut vous aider à vous sentir mieux dans votre propre peau.

Choisir un type d'exercice apprécié accroît la régularité de la pratique. Cela peut être de la marche, du jogging, de la natation, du vélo, de la danse, de la musculation, ou tout autre activité physique que vous aimez. Il est important de choisir une activité qui correspond à votre niveau actuel de forme physique, à vos objectifs de perte de poids et à vos capacités physiques. Enfin, n'oubliez pas que l'exercice doit être fait régulièrement pour être efficace, alors soyez sûr de l'inclure dans votre plan de perte de poids.

Gérer les envies de nourriture

Il est normal de ressentir des envies de nourriture de temps en temps, surtout lorsque nous sommes en train de faire un effort pour perdre du poids. Cependant, il est important de savoir comment gérer ces envies pour ne pas compromettre vos progrès.

Dans ce chapitre, nous allons examiner les causes courantes des envies de nourriture et comment les gérer efficacement. Nous allons discuter de l'importance de la planification des repas et de la préparation des aliments pour vous aider à éviter les envies imprévues.

De plus, nous allons explorer des astuces pour aider à contrôler les envies de nourriture, comme boire beaucoup d'eau, manger lentement et consciemment, et faire de l'exercice régulièrement. Nous allons également discuter de la façon de gérer les envies de nourriture qui peuvent survenir pendant les moments stressants.

Enfin, nous allons aborder la question des aliments déclencheurs, c'est-à-dire les aliments qui déclenchent automatiquement des envies de plus en plus importantes, et comment les éviter ou les gérer de manière efficace.

Je suis convaincu que si vous suivez les conseils de ce chapitre, vous serez en mesure de gérer vos envies de nourriture de manière efficace et de poursuivre votre perte de poids en toute confiance. Alors allons-y !

Les causes courantes des envies de nourriture

Nous avons vu de nombreuses personnes lutter contre les envies de nourriture. C'est un défi courant pour beaucoup de gens, mais il est important de comprendre que les envies de nourriture sont souvent causées par des facteurs sous-jacents.

Certaines des causes les plus courantes incluent le stress, la fatigue, la dépression, la carence en nutriments et la consommation excessive de sucre et de sel.

Le stress peut provoquer une production accrue d'hormones du stress, telles que le cortisol, qui peuvent stimuler votre appétit et vous inciter à manger davantage. La fatigue peut également vous laisser vulnérable aux envies de nourriture, surtout si vous avez l'habitude de vous tourner vers les aliments riches en sucre et en graisses pour vous donner de l'énergie.

La dépression peut également provoquer des envies de nourriture, car vous pouvez vous tourner vers la nourriture pour vous aider à vous sentir mieux. Une carence en nutriments peut également causer des envies de nourriture, car votre corps essaie de compenser cette carence en vous incitant à manger davantage.

Enfin, la consommation excessive de sucre et de sel peut également causer des envies de nourriture, car ces aliments peuvent perturber votre niveau de glucose dans le sang et provoquer une augmentation de la faim. C'est pourquoi il est si important de faire attention à ce que vous mangez et de vous assurer que vous consommez une alimentation équilibrée et saine pour gérer vos envies de nourriture.

En résumé, pour gérer efficacement vos envies de nourriture, il est important de comprendre les causes courantes de ces envies et de prendre les mesures nécessaires pour les gérer. En prenant le temps de vous connaître et en faisant des choix alimentaires judicieux, vous pourrez poursuivre votre perte de poids en toute confiance.

Contrôler les tentations alimentaires

Les envies de nourriture sont souvent causées par le stress, la fatigue, la dépression et la frustration. Cependant, il existe plusieurs stratégies que vous pouvez utiliser pour gérer efficacement ces envies.

Tout d'abord, je recommande de planifier vos repas à l'avance et de vous assurer de manger suffisamment de nourriture nutritive tout au long de la journée. Cela peut vous aider à éviter les envies de nourriture tard dans la journée et à maintenir un poids santé.

Deuxièmement, je recommande d'exercer régulièrement pour aider à gérer les envies de nourriture causées par le stress. L'exercice peut vous aider à vous débarrasser de l'énergie excédentaire et à réduire le stress.

Troisièmement, je recommande de vous entourer de personnes positives qui vous soutiennent dans vos efforts de perte de poids. Avoir un réseau de soutien peut vous aider à rester motivé et à gérer les envies de nourriture lorsqu'elles se produisent.

Enfin, je recommande de tenir un journal alimentaire pour vous aider à suivre ce que vous mangez et à déterminer les moments où vous avez des envies de nourriture. Cela peut vous aider à identifier les habitudes alimentaires négatives et à trouver des solutions pour les remplacer.

En suivant ces conseils, vous serez en mesure de gérer efficacement les envies de nourriture et de poursuivre votre perte de poids en toute confiance.

Bien sûr, voici les astuces pour aider à contrôler les envies de nourriture :

Mangez régulièrement des petits repas équilibrés tout au long de la journée pour maintenir un niveau de sucre dans le sang stable.

Buvez beaucoup d'eau pour vous aider à vous sentir rassasié et pour éviter les envies de nourriture inutiles.

Évitez de sauter des repas ou de rester trop longtemps sans manger, car cela peut conduire à des fringales incontrôlables.

Mangez des aliments riches en fibres pour vous aider à vous sentir plus rassasié plus longtemps.

Évitez les aliments riches en sucre et en graisses saturées, qui peuvent causer des envies de nourriture intenses.

Pratiquez la relaxation et le yoga pour réduire le stress et les envies de nourriture liées au stress.

Tenez un journal alimentaire pour vous aider à identifier les tendances et les déclencheurs qui peuvent causer des envies de nourriture.

Obtenez suffisamment de sommeil pour éviter les envies de nourriture liées à la fatigue.

Exercez-vous régulièrement pour améliorer votre bien-être physique et mental et pour réduire les envies de nourriture.

Je suis convaincu que si vous mettez en pratique ces astuces, vous pourrez contrôler vos envies de nourriture de manière efficace et atteindre vos objectifs de perte de poids.

MÉDITATION/GESTION DU STRESS POUR LA PERTE DE POIDS

Lorsque nous parlons de perte de poids, nous pensons souvent à un régime alimentaire strict et à des séances d'entraînement intenses. Cependant, il existe un autre aspect crucial du processus de perte de poids que beaucoup de gens ignorent : la gestion du stress.

Le stress peut causer des envies de nourriture malsaines et une augmentation de l'apport calorique quotidien, ce qui peut entraver la perte de poids. Trouver des moyens de gérer le stress de manière efficace.

La méditation est un excellent moyen de gérer le stress et d'aider à contrôler les envies de nourriture. La méditation vous aide à vous concentrer sur le moment présent, à vous calmer et à vous détendre. Cela peut également vous aider à comprendre les sentiments et les pensées qui peuvent déclencher des envies de nourriture.

Il existe de nombreuses techniques de méditation différentes, mais toutes ont pour but de vous aider à vous concentrer sur l'instant présent et à vous détendre. Vous pouvez vous asseoir en silence pendant quelques minutes chaque jour, vous concentrer sur votre respiration ou répéter un mantra ou une phrase positive pour vous aider à vous concentrer.

En plus de la méditation, il existe de nombreux autres moyens de gérer le stress pour aider à contrôler les envies de nourriture. Vous pouvez essayer la marche, la respiration profonde, l'exercice, la visualisation ou même simplement prendre un bain chaud.

Le but est de trouver une méthode qui fonctionne pour vous et de l'intégrer dans votre routine quotidienne. Si vous pouvez gérer votre stress de manière efficace, vous serez en mesure de mieux contrôler vos envies de nourriture et de poursuivre votre perte de poids en toute confiance.

En conclusion, la méditation et la gestion du stress sont des outils importants pour vous aider à atteindre vos objectifs de perte de poids. Inclure les activités d'exercice dans votre routine quotidienne, crucial pour votre plan de perte de poids.

PERSÉVÉRANCE/MOTIVATION POUR LA PERTE DE POIDS

Dans notre quête pour atteindre nos objectifs de perte de poids, la persévérance et la motivation sont deux ingrédients clés pour le succès.

Malheureusement, il est facile de perdre de vue nos objectifs lorsque nous rencontrons des défis ou des obstacles sur notre chemin. C'est pourquoi il est si important de cultiver une attitude positive et une mentalité de persévérance pour atteindre nos buts de perte de poids.

Comprendre que les changements de style de vie prennent du temps. La perte de poids est un processus continu qui nécessite du temps, de la patience et de la persévérance. C'est pourquoi il est important de se fixer des objectifs réalisables et de les poursuivre sans abandonner lorsque les choses deviennent difficiles.

En outre, pour rester motivé, il est important de comprendre les raisons pour lesquelles nous voulons perdre du poids. Est-ce pour améliorer notre santé et notre bien-être général, pour nous sentir plus en confiance ou pour simplement nous sentir mieux dans notre propre corps ? Quelle que soit la raison, il est important de la conserver en tête et de se rappeler pourquoi nous avons entrepris ce voyage en premier lieu.

Enfin, il est important de célébrer les victoires, petites ou grandes, tout au long de notre parcours de perte de poids. Cela peut inclure la reconnaissance des kilos perdus, des habitudes alimentaires saines adoptées ou de la réalisation de nouveaux objectifs de conditionnement physique. Célébrer nos réalisations nous donne un sentiment de satisfaction et nous motive à poursuivre notre quête pour atteindre nos objectifs de perte de poids.

En conclusion, la persévérance et la motivation sont deux facteurs clés pour la réussite de notre perte de poids. En nous rappelant pourquoi nous avons entrepris ce voyage, en nous fixant des objectifs réalisables et en célébrant nos réalisations, nous pouvons rester motivés et sur la bonne voie pour atteindre nos objectifs de perte de poids en toute confiance.

PERTE DE POIDS RAPIDE ET EFFETS À LONG TERME

Lorsque nous parlons de perte de poids, il est important de prendre en compte à la fois la rapidité de la perte de poids et ses effets à long terme.

Certaines méthodes peuvent vous aider à perdre du poids rapidement, mais elles peuvent avoir des conséquences néfastes à long terme sur votre santé. D'autres méthodes peuvent être plus lentes, mais elles ont un impact bénéfique à long terme sur votre santé globale.

Il est important de comprendre que la perte de poids rapide peut être attrayante, mais elle peut ne pas être soutenable. Les régimes stricts peuvent vous faire perdre du poids rapidement, mais ils peuvent être difficiles à suivre sur le long terme. De plus, ils peuvent entraîner un effet yo-yo, ce qui signifie que vous gagnez du poids plus rapidement une fois que vous arrêtez le régime.

Considérer les effets à long terme sur votre santé. Certaines méthodes de perte de poids peuvent causer des effets secondaires négatifs tels que des problèmes digestifs, des troubles hormonaux et un système immunitaire affaibli. Il est donc crucial de choisir une méthode de perte de poids qui soit saine, équilibrée et soutenable sur le long terme.

Le meilleur conseil pour une perte de poids efficace à long terme est de combiner une alimentation saine et équilibrée avec une activité physique régulière. Cela peut sembler lent au départ, mais c'est la meilleure façon de maintenir un poids santé sur le long terme. En fin de compte, la clé pour une perte de poids efficace à long terme est de trouver une méthode qui fonctionne pour vous, que vous pouvez maintenir sur le long terme et qui vous donne des résultats positifs sur votre santé globale.

Je suis convaincu que si vous suivez les conseils de ce chapitre, vous serez en mesure de comprendre l'importance de la perte de poids rapide et de ses effets à long terme. Vous serez également en mesure de trouver une méthode de perte de poids qui vous convient le mieux et qui vous permettra de maintenir un poids santé sur le long terme. Alors, ne perdez pas courage ! Votre santé en vaut la peine.

PROGRAMMES DE PERTE DE POIDS EN LIGNE/COACHS

Il est incroyable de voir le nombre de programmes de perte de poids en ligne et de coachs disponibles aujourd'hui. Avec autant d'options, il peut être difficile de savoir par où commencer. Mais je suis là pour vous aider à faire le meilleur choix pour vous.

Les programmes de perte de poids en ligne peuvent être très utiles car ils offrent une variété d'outils pour vous aider à atteindre vos objectifs de perte de poids. Ils peuvent inclure des menus de régime personnalisés, des plans d'entraînement, des conseils sur la nutrition et des groupes de soutien en ligne. Tout cela peut vous aider à rester motivé et à suivre votre plan de perte de poids.

Les coachs de perte de poids peuvent également être très utiles. Ils peuvent vous fournir une guidance personnelle pour atteindre vos objectifs de perte de poids. Les coachs peuvent également vous aider à gérer les obstacles qui se dressent sur votre chemin et à trouver des solutions pour surmonter les défis. Ils peuvent également vous aider à vous fixer des objectifs réalisables et à rester concentré sur les actions nécessaires pour les atteindre.

Persévérance et motivation clés pour atteindre objectifs de perte de poids, peu importe la méthode choisie. Il est également important de s'assurer que vous travaillez avec un programme ou un coach qui est en ligne avec vos valeurs et qui vous offre le soutien dont vous avez besoin pour réussir.

Je suis convaincu que si vous faites les bons choix et que vous restez motivé, vous pouvez atteindre vos objectifs de perte de poids, peu importe le chemin que vous choisissez.

COMPLÉMENTS ALIMENTAIRES POUR LA PERTE DE POIDS

Dans notre quête pour atteindre notre poids santé, nous pouvons être tentés de recourir à des compléments alimentaires pour aider à accélérer les résultats.

Il est vrai que certains compléments alimentaires peuvent être utiles pour renforcer notre régime alimentaire et nos efforts d'exercice. Cependant, il est important de comprendre que ces produits ne sont pas une solution miracle pour la perte de poids.

Il est crucial de choisir les compléments alimentaires avec soin. Vous devez vous assurer que le produit que vous utilisez est sûr et efficace. De nombreux compléments alimentaires pour la perte de poids ne sont pas réglementés par la FDA, il est donc important de faire des recherches approfondies sur le produit avant de l'utiliser.

En fin de compte, la clé pour une perte de poids efficace et durable est une alimentation équilibrée et un régime d'exercice régulier. Les compléments alimentaires peuvent être utiles pour renforcer votre régime alimentaire, mais ils ne sont pas une solution miracle. Parler à votre médecin avant d'utiliser des compléments alimentaires pour la perte de poids pour vérifier la sécurité et l'appropriation pour vous.

En utilisant un complément alimentaire de manière intelligente et en combinaison avec une alimentation saine et un régime d'exercice régulier, vous pouvez atteindre vos objectifs de perte de poids de manière plus efficace et plus rapide. N'oubliez pas, la persévérance et la motivation sont les clés pour une perte de poids durable et efficace. Alors ne désespérez pas et continuez à travailler dur pour atteindre votre poids santé.

PERTE DE POIDS POUR MALADIES CHRONIQUES

Perdre du poids peut être un défi supplémentaire pour les personnes souffrant de maladies chroniques telles que le diabète, l'hypertension artérielle, les maladies cardiaques et les problèmes de santé similaires.

Cependant, il est plus important que jamais pour ces personnes de contrôler leur poids pour améliorer leur santé globale et prolonger leur durée de vie.

Le poids supplémentaire peut aggraver les symptômes de ces maladies chroniques et rendre plus difficile la gestion des états de santé. Prendre des mesures pour contrôler le poids et atteindre un poids santé améliore la qualité de vie.

Heureusement, il existe des stratégies efficaces pour aider les personnes souffrant de maladies chroniques à perdre du poids de manière saine et sûre. La première étape consiste à adopter un mode de vie sain comprenant une alimentation équilibrée et une activité physique régulière. Vous pouvez également consulter un professionnel de la santé pour déterminer les programmes et les traitements spécifiques à votre état de santé pour vous aider à perdre du poids de manière saine et sûre.

Ne pas abandonner et maintenir la persévérance dans votre parcours de perte de poids, même si les résultats peuvent prendre du temps. La perte de poids peut être lente, mais les résultats à long terme peuvent être significatifs pour votre santé globale et votre bien-être.

Se rappeler que la perte de poids est un processus continu et ne pas abandonner. C'est une question de choix de vie et de détermination pour améliorer votre santé et votre qualité de vie.

En conclusion, si vous souffrez de maladies chroniques, perdre du poids peut être un défi supplémentaire, mais c'est un objectif atteignable. En adoptant un mode de vie sain, en travaillant avec des professionnels de la santé et en persévérant dans vos efforts, vous pouvez améliorer votre santé globale et prolonger votre durée de vie.

Je suis convaincu que si vous mettez en pratique les conseils de ce chapitre, vous serez en mesure de gérer votre poids de manière efficace et de poursuivre votre parcours vers une santé optimale. Alors, ne vous découragez pas et tenez bon, les résultats viendront avec le temps.

PERTE DE POIDS POUR PERSONNES AGÉES

La perte de poids peut être une préoccupation pour de nombreuses personnes âgées, mais la santé reste le plus grand atout de la vie. C'est pourquoi je suis ravi de parler aujourd'hui de la perte de poids pour les personnes âgées.

Il est normal que la métamorphose du corps avec l'âge puisse entraîner une perte de masse musculaire et une augmentation de la graisse corporelle, ce qui peut rendre la perte de poids plus difficile pour les personnes âgées. Cependant, cela ne signifie pas que la perte de poids soit impossible. Au contraire, avec une alimentation saine et une activité physique régulière, la perte de poids peut être tout aussi réalisable pour les personnes âgées que pour les autres groupes d'âge.

Discuter avec un médecin avant de commencer tout nouveau programme de perte de poids, surtout pour les personnes âgées. Les médecins peuvent vous aider à élaborer un plan alimentaire qui tient compte de toutes les conditions médicales et de tous les médicaments en cours. Ils peuvent également vous aider à trouver une activité physique qui convient à votre condition physique actuelle.

En ce qui concerne l'alimentation, je recommande de se concentrer sur des aliments sains et de limiter les aliments riches en graisses et en sucres. Les personnes âgées ont souvent besoin de plus de protéines pour maintenir la masse musculaire, il est donc important d'inclure des sources de protéines de qualité dans leur alimentation.

En ce qui concerne l'activité physique, je recommande de trouver une activité que vous appréciez et que vous pouvez faire régulièrement. Cela peut être aussi simple qu'une promenade quotidienne ou des étirements, mais l'important est de bouger régulièrement pour brûler des calories et maintenir la masse musculaire.

Enfin, je tiens à souligner l'importance de la persévérance et de la motivation pour atteindre vos objectifs de perte de poids. Il est normal de rencontrer des obstacles en cours de route, mais il est important de ne pas abandonner et de continuer à travailler vers vos objectifs.

Je suis convaincu que si vous suivez les conseils de ce chapitre, vous serez en mesure de gérer vos envies de nourriture de manière efficace et de poursuivre votre perte de poids en toute confiance.

DÉFIS POUR PERSONNES EN SURPOIDS/OBÈSES

Vous êtes à la recherche d'un moyen de perdre du poids et vous vous retrouvez confronté à un défi unique : être en surpoids ou obèse. Je comprends ce que c'est que de faire face à ces défis. Mais je veux que vous sachiez que vous n'êtes pas seul et que vous pouvez surmonter ces obstacles pour atteindre vos objectifs de perte de poids.

Les personnes en surpoids ou obèses sont souvent confrontées à des obstacles tels que des problèmes de santé, des obstacles émotionnels et des obstacles pratiques. Par exemple, certaines personnes peuvent souffrir de maladies chroniques qui rendent plus difficile la perte de poids, tandis que d'autres peuvent souffrir de problèmes de mobilité qui les empêchent de suivre un régime ou un programme d'exercice rigoureux.

Malgré ces défis, il existe des moyens de surmonter ces obstacles pour perdre du poids efficacement. L'une des clés pour réussir est de vous entourer de soutien - que ce soit d'un partenaire de perte de poids, d'un groupe de soutien ou d'un professionnel de la santé qualifié. Ce soutien peut vous aider à surmonter les obstacles émotionnels et pratiques que vous rencontrez.

La perte de poids ne se produit pas instantanément. Cela nécessite du temps, de la patience et de la persévérance. Il est donc crucial de se fixer des objectifs réalisables et de se concentrer sur les progrès à long terme plutôt que sur les fluctuations à court terme de la balance.

Rappelez-vous que la perte de poids est un voyage, pas une destination. Vous pouvez y arriver en adoptant des habitudes alimentaires saines, en faisant de l'exercice régulièrement et en vous entourant de soutien. Alors, n'abandonnez pas et continuez à avancer vers vos objectifs de perte de poids.

Je suis convaincu que si vous vous entourez de soutien, que vous vous fixez des objectifs réalisables et que vous persévérez, vous pouvez surmonter les défis de la perte de poids en surpoids ou obèse et atteindre vos objectifs de santé à long terme.

DÉJOUEZ LES ERREURS FRÉQUENTES EN PERTE DE POIDS

Perdre du poids peut être un défi pour de nombreuses personnes, mais il y a des erreurs courantes qui peuvent rendre ce défi encore plus difficile. Le but de ce livre est de vous aider à éviter ces erreurs et à vous mettre sur la voie d'une perte de poids efficace et durable.

Tout d'abord, beaucoup de gens commettent l'erreur de suivre des régimes trop restrictifs. Ils coupent rapidement leurs calories et leurs nutriments, ce qui peut entraîner des carences et des effets secondaires indésirables. En outre, ces régimes ne sont généralement pas soutenables à long terme, ce qui signifie que les gens finissent par abandonner et reprendre le poids perdu.

Deuxièmement, de nombreuses personnes ne sont pas suffisamment actives. La perte de poids efficace implique une combinaison d'alimentation saine et d'exercice régulier. Si vous ne bougez pas suffisamment, vous ne brûlerez pas suffisamment de calories pour perdre du poids.

Enfin, beaucoup de gens se concentrent sur les chiffres sur la balance plutôt que sur leur santé globale. Cela peut les amener à se fixer des objectifs de perte de poids irréalisables ou à se peser tous les jours, ce qui peut les décourager. Il est important de se concentrer sur les habitudes alimentaires saines, l'exercice régulier et le bien-être général plutôt que sur la perte de poids à tout prix.

Ces sont là quelques-unes des erreurs courantes commises dans les programmes de perte de poids. En comprenant ces erreurs et en les évitant, vous pouvez mettre en place des habitudes alimentaires saines et un mode de vie actif qui vous permettront de perdre du poids de manière efficace et durable.

STRATÉGIES POUR MAINTENIR UNE PERTE DE POIDS DURABLE

Lorsqu'il s'agit de perdre du poids, le véritable défi réside dans le maintien de cette perte sur le long terme. La plupart des gens se concentrent sur la réduction rapide du nombre sur la balance, sans considérer les habitudes qui les ont conduits à prendre du poids en premier lieu.

Mettre en place des stratégies solides pour maintenir une perte de poids durable est crucial. Voici quelques stratégies clés que je recommande fortement pour maintenir une perte de poids sur le long terme :

Fixez-vous des objectifs réalisables : Il est important de fixer des objectifs réalisables pour vous aider à rester sur la bonne voie. Fixez-vous des objectifs à court et à long terme, en veillant à ce qu'ils soient mesurables et atteignables.

Mangez de façon équilibrée : La nourriture est un élément clé du maintien d'une perte de poids sur le long terme. Il est important de manger une alimentation équilibrée et variée, riche en fruits et légumes, en protéines maigres et en grains entiers.

Restez actif : L'exercice est un autre élément clé pour maintenir une perte de poids sur le long terme. Il est important de rester actif en pratiquant une activité physique régulière, comme la marche, la course à pied, le vélo ou la natation.

Soyez réaliste : Il est important d'être réaliste quant à votre perte de poids. Il n'est pas possible de perdre beaucoup de poids en peu de temps, et il est normal de connaître des hauts et des bas lors du processus de perte de poids.

Entourez-vous de personnes positives : Entourez-vous de personnes qui vous soutiennent et vous encourageant dans votre voyage vers une perte de poids durable. Cela peut inclure des amis, des membres de votre famille ou même des membres d'un groupe de soutien pour la perte de poids.

En mettant en place ces stratégies solides et en restant concentré sur vos objectifs, vous pouvez maintenir une perte de poids durable. Je suis convaincu que, avec du temps et de la persévérance, vous pouvez atteindre et maintenir un poids santé sur le long terme.

SOUTIEN POUR LA PERTE DE POIDS

La perte de poids peut être une entreprise solitaire et décourageante, mais il est important de se rappeler que vous n'êtes pas seuls dans votre voyage. Avoir un soutien peut faire toute la différence dans votre succès à long terme.

D'abord, je voudrais vous rappeler que les relations peuvent jouer un rôle clé dans la perte de poids. Avoir un partenaire de soutien peut vous aider à rester motivé et sur la bonne voie. Il peut également être utile d'avoir des amis et une famille qui comprennent et appuient vos objectifs de perte de poids.

De plus, les communautés en ligne peuvent être un excellent moyen de trouver un soutien supplémentaire. Les forums de discussion et les groupes de soutien peuvent vous aider à vous sentir moins seul dans votre voyage, tout en vous fournissant des conseils et des astuces pour rester sur la bonne voie.

Trouver un mentor ou un coach de perte de poids peut aider à rester concentré sur les objectifs. Quelqu'un qui a déjà connu les défis que vous rencontrez peut-être un excellent modèle pour vous et peut vous aider à surmonter les obstacles.

Enfin, je voudrais vous encourager à ne pas hésiter à demander de l'aide à un professionnel de la santé mentale si vous rencontrez des difficultés à gérer votre perte de poids. La perte de poids peut soulever des questions complexes sur l'image corporelle et l'estime de soi, et un conseiller peut vous aider à explorer ces questions de manière productive.

En résumé, le soutien peut être un facteur clé de la réussite à long terme de la perte de poids. N'hésitez pas à chercher des sources de soutien, que ce soit auprès de vos proches, en ligne ou auprès d'un professionnel. Vous méritez de réussir et nous sommes là pour vous aider.

EFFETS PSYCHOLOGIQUES DE LA PERTE DE POIDS

La perte de poids peut être un défi énorme, mais elle peut aussi être source de grandes récompenses. Les avantages pour la santé sont bien connus, mais il est important de comprendre que la perte de poids peut aussi avoir un impact considérable sur votre bien-être mental et émotionnel.

Lorsque vous perdez du poids, vous pouvez commencer à vous sentir plus confiant et plus en contrôle de votre corps et de votre vie. Cela peut se traduire par une augmentation de votre estime de soi et de votre auto-efficacité. En outre, vous pourriez constater que vous avez plus de facilité à communiquer avec les autres et que les relations sociales sont plus faciles.

Cependant, la perte de poids peut aussi entraîner des défis émotionnels. Lorsque vous atteignez un objectif de perte de poids, vous pouvez ressentir une perte d'identité ou de but, ou vous inquiéter de la maintenance de votre nouveau poids. Il est également fréquent de ressentir de la culpabilité ou de la déception si vous ne parvenez pas à maintenir la perte de poids.

Comprendre que ces sentiments sont normaux et que vous n'êtes pas seul. Il est important de solliciter un soutien, que ce soit auprès de votre famille et de vos amis, de groupes de soutien pour la perte de poids, de thérapeutes ou de coachs en perte de poids. Travailler avec un professionnel peut vous aider à naviguer dans les défis émotionnels que vous pourriez rencontrer.

En fin de compte, la perte de poids peut être une expérience transformatrice et positive pour votre santé mentale et émotionnelle, mais elle peut aussi entraîner des défis. S'entourer de soutien et solliciter l'aide d'un professionnel si nécessaire peut être utile. Ensemble, nous pouvons explorer les effets psychologiques de la perte de poids et trouver des stratégies pour vous aider à atteindre vos objectifs de manière durable et satisfaisante.

PERTE DE POIDS ET SOMMEIL

Il est largement reconnu que la qualité du sommeil est cruciale pour une multitude de fonctions corporelles, notamment la régulation de l'appétit et la réponse hormonale à l'exercice.

En fait, des études ont montré que les personnes qui dorment mal ont tendance à manger plus de calories et à faire moins d'exercice que celles qui dorment bien.

Cependant, la relation entre le sommeil et la perte de poids est complexe et bidirectionnelle. D'une part, la mauvaise qualité du sommeil peut entraver la perte de poids en perturbant la régulation hormonale de l'appétit. D'autre part, la perte de poids peut améliorer la qualité du sommeil en réduisant les problèmes de sommeil associés à l'excès de poids, tels que l'apnée du sommeil.

Heureusement, il existe des moyens de maximiser les effets positifs du sommeil sur la perte de poids. Voici quelques stratégies que je recommande :

Maintenir un horaire de sommeil régulier : cela peut aider à réguler les hormones de l'appétit et à améliorer la qualité du sommeil.

Créer un environnement de sommeil favorable : cela peut inclure la suppression des sources de lumière et de bruit, la régulation de la température de la chambre et l'utilisation d'oreillers et de couvertures confortables.

Limiter les excitants avant le coucher : tels que la caféine, l'alcool et les écrans.

Faire de l'exercice régulièrement : l'exercice peut améliorer la qualité du sommeil en réduisant le stress et en favorisant la relaxation.

En conclusion, la qualité du sommeil est une composante cruciale de tout programme de perte de poids. En travaillant pour améliorer la qualité de votre sommeil, vous pouvez augmenter vos chances de réussite sur votre chemin vers un poids sante.

RELATIONS ENTRE L'ALIMENTATION ET L'HUMEUR

L'alimentation et l'humeur sont étroitement liées. Ce que vous mangez peut avoir un impact significatif sur votre humeur et votre bien-être émotionnel.

Les aliments riches en sucre et en graisses peuvent causer des pics d'énergie puis des chutes, ce qui peut entraîner une humeur instable et des variations d'humeur. De même, les carences en nutriments tels que le fer, le magnésium et la vitamine B peuvent affecter votre humeur en causant de la fatigue, de la dépression et de l'anxiété.

À l'inverse, une alimentation saine et équilibrée peut avoir un impact positif sur votre humeur. Les aliments riches en protéines et en graisses saines, tels que les noix, les graines et les poissons gras, peuvent aider à améliorer votre humeur et à stabiliser votre énergie. De plus, les aliments riches en probiotiques peuvent renforcer votre système immunitaire et aider à réguler votre système digestif, ce qui peut améliorer votre humeur.

Considérer les habitudes alimentaires en général. La privation de nourriture, les fringales et les régimes alimentaires stricts peuvent tous causer des variations d'humeur et de l'anxiété. Il est donc important de maintenir une alimentation saine et équilibrée, ainsi que de manger régulièrement tout au long de la journée pour éviter les fringales et les variations d'humeur.

Enfin, il est crucial de noter que l'alimentation ne peut pas résoudre seule les problèmes d'humeur. Si vous souffrez de dépression, d'anxiété ou de tout autre problème de santé mentale, il est important de consulter un professionnel de la santé pour obtenir un traitement adéquat. Cependant, en combinant une alimentation saine et équilibrée avec des soins médicaux et psychologiques, vous pouvez améliorer significativement votre humeur et votre bien-être émotionnel.

PERTE DE POIDS ET METABOLISME

Comprendre le métabolisme est crucial. Le métabolisme est la façon dont notre corps transforme les aliments en énergie. C'est un processus continu qui se produit 24 heures sur 24, 7 jours sur 7, peu importe si nous sommes éveillés ou endormis.

Le taux métabolique de base (TMB) décrit la quantité d'énergie que notre corps a besoin pour fonctionner de manière optimale, y compris les processus vitaux tels que la respiration, la circulation sanguine et la digestion.

Maintenant, comment la perte de poids peut-elle influencer le métabolisme ? Lorsque nous perdons du poids, notre corps peut perdre du muscle, qui est un tissu métaboliquement actif. Cela signifie que plus nous avons de muscle, plus notre corps est capable de brûler de calories, même lorsque nous sommes au repos. De plus, lorsque nous perdons du poids rapidement, notre corps peut considérer cela comme une période de famine et ralentir notre métabolisme pour économiser de l'énergie.

Tenir compte de ces facteurs dans la planification d'un régime alimentaire et d'une routine d'exercice est essentiel pour la perte de poids. Il est préférable de perdre du poids lentement et de manière durable en adoptant un régime alimentaire équilibré et en pratiquant régulièrement des activités physiques qui aident à construire et à maintenir la masse musculaire.

En fin de compte, la perte de poids peut avoir un impact significatif sur notre métabolisme, mais en adoptant une approche équilibrée et en prenant en compte les facteurs qui peuvent influencer notre métabolisme, nous pouvons aider à soutenir un processus de perte de poids sain et durable.

N'oubliez pas, la clé d'une perte de poids réussie est de prendre soin de votre corps de l'intérieur et de l'extérieur en adoptant des habitudes alimentaires saines et en pratiquant régulièrement des activités physiques. Je vous souhaite beaucoup de succès dans votre voyage vers une vie plus saine et plus légère !

IMPORTANCE DE L'EAU POUR LA PERTE DE POIDS

L'eau est un élément crucial pour la perte de poids réussie. Elle joue un rôle important en aidant le corps à fonctionner de manière optimale et en maintenant une bonne hydratation.

Beaucoup de personnes ont tendance à confondre la soif avec la faim, ce qui peut entraîner une consommation excessive de calories inutiles. Boire suffisamment d'eau peut aider à éliminer les toxines du corps et peut également augmenter le métabolisme, ce qui peut entraîner une perte de poids plus rapide.

Il est recommandé de boire environ huit verres d'eau par jour pour maintenir une bonne hydratation. Vous pouvez également inclure des fruits et des légumes riches en eau dans votre alimentation, tels que les concombres, les tomates et les pastèques, pour ajouter encore plus d'eau à votre alimentation.

Noter que certaines boissons comme les boissons gazeuses et les jus sucrés peuvent contenir des niveaux élevés de calories et de sucre pouvant affecter vos efforts de perte de poids. Il est préférable de choisir de l'eau pure ou des boissons infusées d'eau pour rester hydraté tout en maintenant une alimentation saine.

En fin de compte, boire suffisamment d'eau est un élément clé pour une perte de poids réussie. Cela peut aider à éliminer les toxines du corps, à augmenter le métabolisme et à éviter de confondre la soif avec la faim. Alors, n'oubliez pas de boire suffisamment d'eau tout au long de votre voyage de perte de poids !

PERTE DE POIDS ET EQUILIBRE HORMONAL

Lorsqu'il s'agit de perdre du poids, de nombreux facteurs entrent en jeu, y compris l'équilibre hormonal. Votre corps est une machine complexe qui comporte de nombreux systèmes interconnectés qui travaillent ensemble pour maintenir un poids santé.

L'un de ces systèmes est votre système hormonal, qui comporte des hormones comme la leptine, la ghréline et l'insuline, qui peuvent affecter votre appétit, votre faim et votre capacité à brûler les graisses.

Si vous avez des problèmes d'équilibre hormonal, vous pouvez rencontrer des difficultés pour perdre du poids, même si vous suivez un régime alimentaire sain et que vous faites de l'exercice régulièrement. Par exemple, si vous avez une résistance à l'insuline, votre corps peut ne pas être capable de brûler les graisses efficacement. De même, si vous avez des niveaux élevés de leptine ou de ghréline, vous pourriez ressentir une faim insatiable, ce qui peut vous amener à manger plus que vous ne devriez.

Comprendre que l'équilibre hormonal peut être affecté par divers facteurs tels que le stress, la privation de sommeil, une alimentation déséquilibrée et un manque d'activité physique. Par conséquent, pour maintenir un équilibre hormonal sain qui vous aide à perdre du poids de manière efficace, il est important de prendre soin de votre corps de l'intérieur et de l'extérieur.

Voici quelques conseils pour maintenir un équilibre hormonal sain pour une perte de poids réussie :

Alimentation équilibrée : Mangez une alimentation saine et équilibrée, riche en protéines, en graisses saines et en fruits et légumes, pour aider à maintenir un équilibre hormonal sain.

Évitez les aliments transformés et les sucres raffinés : Évitez les aliments transformés et les sucres raffinés qui peuvent perturber votre équilibre hormonal.

Évitez le stress : Le stress peut perturber votre équilibre hormonal, alors faites ce que vous pouvez pour gérer le stress de manière efficace.

Dormez suffisamment : Le sommeil est crucial pour maintenir un équilibre hormonal sain. Assurez-vous de dormir suffisamment chaque nuit.

Limitez la consommation d'alcool : Limitez votre consommation d'alcool, car il peut perturber votre équilibre hormonal.

En suivant ces conseils, vous pouvez aider à maintenir un équilibre hormonal sain pour une perte de poids réussie.

EXERCICES CIBLANT LES ZONES À PROBLÈMES

Dans notre quête de perte de poids, nous ciblons souvent notre alimentation et notre niveau d'activité physique général.

Cependant, pour obtenir les résultats souhaités, il peut être utile de cibler des zones spécifiques du corps où nous stockons la graisse en excès. Voici quelques conseils pour cibler les zones à problèmes avec des exercices efficaces.

Fessiers et cuisses : Pour tonifier et sculpter les fessiers et les cuisses, des exercices tels que les squats, les fentes et les extensions de jambes sont excellents. Vous pouvez les faire avec des poids pour ajouter une intensité supplémentaire.

Abdominaux : Pour renforcer et tonifier les abdominaux, des exercices tels que les planches, les crunchs et les twists de la poulie sont excellents. Vous pouvez également inclure des exercices de Pilates pour travailler les muscles profonds de votre abdomen.

Bras : Pour tonifier et sculpter les bras, des exercices tels que les bicep curls, les extensions de triceps et les dips sont excellents. Vous pouvez utiliser des poids pour ajouter une intensité supplémentaire à vos exercices.

Dos : Pour renforcer et tonifier votre dos, des exercices tels que les rowings, les pull-ups et les extensions de dos sont excellents. Assurez-vous de faire des exercices de renforcement du dos régulièrement pour prévenir les douleurs au dos et améliorer votre posture.

Combiner des exercices ciblés avec une alimentation équilibrée et une activité physique régulière offre les meilleurs résultats. N'oubliez pas de demander l'avis de votre médecin avant de commencer tout nouveau programme d'exercice. Avec la persévérance et la détermination, vous pouvez atteindre vos objectifs de perte de poids et obtenir le corps que vous désirez.

PERTE DE POIDS APRÈS UNE GROSSESSE

Il est tout à fait normal de ressentir des préoccupations quant à son poids après une grossesse. Comme nous le savons tous, le corps subit de nombreux changements durant la grossesse, et il peut être difficile de retrouver sa forme d'avant grossesse.

Cependant, le corps a besoin de temps pour se remettre et retrouver son équilibre hormonal. En tant que nouvelle maman, il est important de donner la priorité à son bien-être et à celui de son nouveau-né. Il est donc recommandé de consulter son médecin avant de commencer un programme de perte de poids. De plus, il est important de s'assurer d'avoir une alimentation équilibrée et de faire de l'exercice régulièrement.

L'allaitement peut également aider à brûler des calories et à perdre du poids de manière naturelle. Cependant, il est important de ne pas se fixer des objectifs de perte de poids trop ambitieux, car cela peut causer plus de stress et d'anxiété.

Trouver un système de soutien solide est crucial, car perdre du poids peut être un processus difficile. Le soutien de sa famille et de ses amis peut faire une grande différence, ainsi que celui d'un groupe de soutien ou d'un coach de perte de poids.

En fin de compte, le processus de perte de poids après une grossesse peut être lent et exiger de la patience, mais avec une alimentation saine, de l'exercice régulier et un soutien solide, il est possible d'atteindre ses objectifs de perte de poids en toute sécurité. Soyez doux envers vous-même et célébrez chaque petit progrès en vous rappelant que le corps a besoin de temps pour se remettre et retrouver son équilibre hormonal.

MAXIMISER LES EFFORTS EN PEU DE TEMPS

Un sujet important pour de nombreuses personnes qui souhaitent perdre du poids mais n'ont pas beaucoup de temps à consacrer à l'exercice.

Je comprends que vous ayez des horaires chargés, mais je veux vous assurer que vous pouvez toujours atteindre vos objectifs de perte de poids même si vous ne disposez que de peu de temps libre.

Voici quelques conseils pratiques pour vous aider à intégrer l'exercice dans votre emploi du temps chargé :

Établissez des priorités : Évaluez votre emploi du temps et identifiez les moments où vous pouvez consacrer un peu de temps à l'exercice. Peut-être que vous pouvez vous lever un peu plus tôt le matin ou prendre une pause pendant votre journée de travail pour vous dégourdir les jambes.

Optez pour des entraînements de courte durée : Vous n'avez pas besoin de passer des heures à faire de l'exercice pour obtenir des résultats. En fait, des entraînements de courte durée, mais intensifs, peuvent être tout aussi efficaces. Essayez des séances d'entraînement de haute intensité de 20 à 30 minutes, trois à quatre fois par semaine.

Faites de l'exercice à la maison : Vous n'avez pas besoin d'aller à une salle de sport pour faire de l'exercice. Il existe de nombreux exercices que vous pouvez faire chez vous, sans matériel, pour travailler tout votre corps.

Soyez créatif : Trouvez des façons de faire de l'exercice dans votre vie quotidienne, comme monter les escaliers au lieu de prendre l'ascenseur, marcher pendant votre pause déjeuner ou faire du vélo pour aller au travail.

Soyez cohérent : Même s'il s'agit de petits blocs de temps, l'exercice régulier est la clé d'une perte de poids réussie. Soyez cohérent dans votre pratique, peu importe la durée de chaque séance d'entraînement.

Je suis convaincu que vous pouvez atteindre vos objectifs de perte de poids en suivant ces conseils pratiques. N'oubliez pas que tout effort, même minime, peut faire une grande différence sur le long terme.

MANGER SAIN POUR PERDRE POIDS DURABLEMENT

Les habitudes alimentaires sont l'un des facteurs les plus importants à prendre en compte pour une perte de poids durable. Voici quelques astuces simples à adopter pour vous aider à atteindre vos objectifs de perte de poids :

Mangez de petits repas fréquents tout au long de la journée : Cela peut aider à contrôler votre appétit et à réguler votre métabolisme.

Choisissez des aliments riches en protéines : Les protéines sont plus difficiles à digérer que les hydrates de carbone et les graisses, ce qui peut aider à contrôler votre appétit et à vous sentir rassasié plus longtemps.

Évitez les aliments riches en sucre et en graisse : Les aliments riches en sucre et en graisse peuvent vous donner un coup de pouce temporaire d'énergie, mais ils peuvent également augmenter vos niveaux d'insuline et entraîner des fringales plus tard dans la journée.

Incluez des aliments riches en fibres dans votre alimentation : Les fibres aident à vous sentir rassasié et peuvent aider à réguler votre digestion.

Buvez beaucoup d'eau : L'eau peut aider à vous hydrater et à vous sentir rassasié.

Évitez de sauter des repas : Sauter des repas peut entraîner des fringales plus tard dans la journée et peut vous faire manger plus de calories que vous ne le devriez.

Évitez de grignoter entre les repas : Les collations peuvent vous faire prendre des calories supplémentaires sans même vous en rendre compte.

En suivant ces conseils, vous pouvez adopter des habitudes alimentaires saines pour une perte de poids durable. Il est important de se rappeler que la perte de poids est un voyage à long terme et qu'il est important d'être patient et persévérant pour atteindre vos objectifs.

CONCLUSION

En conclusion, la perte de poids peut être un voyage difficile mais gratifiant. En adoptant des habitudes alimentaires saines, en faisant régulièrement de l'exercice et en prenant soin de son corps de l'intérieur et de l'extérieur, vous pouvez atteindre vos objectifs de perte de poids de manière durable.

Comprendre les liens entre la perte de poids, les équilibres hormonaux, le sommeil, l'alimentation et l'humeur aide à soutenir le corps durant le voyage de perte de poids. Et n'oubliez pas que le temps peut être un facteur limitant, mais il existe des astuces pour intégrer des activités physiques dans votre quotidien même avec un emploi du temps chargé.

Enfin, soyez fier de vous pour tous vos efforts et célébrez vos réalisations, même les plus petites. C'est un voyage à la fois personnel et en équipe, alors n'hésitez pas à demander de l'aide et à soutenir les autres sur leur propre parcours de perte de poids. Ensemble, nous pouvons atteindre nos objectifs de santé et de mieux-être.

Récapitulation des principales idées du livre

Vous avez parcouru un voyage incroyable dans le monde de la perte de poids et de la santé en général. Vous avez appris les causes de la prise de poids, les mythes sur la perte de poids et les méthodes courantes de perte de poids.

Nous avons également discuté de l'importance de la nutrition et de l'exercice pour la perte de poids durable et comment gérer les envies de nourriture et le stress.

Nous avons abordé les programmes de perte de poids en ligne et les coachs, les compléments alimentaires pour la perte de poids, ainsi que les défis spécifiques aux personnes en surpoids et obèses. Nous avons également examiné les effets psychologiques de la perte de poids et les relations entre l'alimentation, le sommeil et l'humeur.

Vous avez appris l'importance de l'eau pour la perte de poids, ainsi que l'impact du métabolisme et de l'équilibre hormonal sur la perte de poids. Nous avons également discuté des stratégies pour maintenir une perte de poids durable, du soutien pour la perte de poids et des exercices ciblant les zones à problèmes.

Enfin, nous avons discuté de la perte de poids après une grossesse et de conseils pour les personnes ayant peu de temps pour faire de l'exercice, ainsi que des habitudes alimentaires saines à adopter pour une perte de poids durable.

En résumé, la perte de poids est un voyage complexe qui implique une compréhension approfondie des causes de la prise de poids, une nutrition saine, de l'exercice régulier, une gestion efficace du stress et de l'appétit, ainsi que de la persévérance et de la motivation.

Message final pour les lecteurs

Nous espérons que vous avez trouvé les informations présentées dans ce livre sur la perte de poids utiles et instructives.

Notre objectif a été de vous fournir une information complète et détaillée sur la perte de poids afin de vous aider à prendre des décisions éclairées pour atteindre vos objectifs. Nous vous encourageons à mettre en pratique les conseils présentés dans ce livre, ainsi qu'à poursuivre votre propre recherche pour trouver les méthodes les plus adaptées à vos besoins personnels.

En fin de compte, rappelez-vous que la perte de poids n'est pas un processus facile et rapide, mais plutôt une journée à jour de détermination et de persévérance. Avec les bons outils et un peu de patience, vous pouvez atteindre vos objectifs de perte de poids et vivre une vie plus saine et plus heureuse.

Bonne chance dans votre voyage vers une perte de poids réussie !

Références pour aller plus loin

Pour poursuivre votre quête de connaissances sur les thèmes abordés dans ce livre, je vous invite à explorer les références ci-dessous.

Elles vous offriront une occasion unique d'approfondir votre compréhension de la perte de poids, de la nutrition et de l'exercice. Les livres, les articles scientifiques, les blogs et les podcasts sont des ressources inestimables pour votre parcours de transformation.

Voici une liste d'exemples de livres, articles scientifiques, blogs et podcasts sur la perte de poids, la nutrition et l'exercice :

Livres :

« Intelligent Eating » de Dr Mehmet Oz
« The Complete Guide to Nutrition for Weight Loss Surgery » de Dr J. Michael Gonzalez-Campoy
« The Ultimate Guide to Weight Loss: How to Lose Weight and Keep it Off for Good » de Dr Jason Fung
« Manger Bouger" de Jean-Michel Cohen
« Je mange, donc je maigris » de Dr Jean-Michel Cohen
« La méthode Montignac » de Michel Montignac

Articles scientifiques:

« The effects of a low-carbohydrate, ketogenic diet on the polycystic ovary syndrome: A pilot study » (Obstetrics & Gynecology Science)

« Metabolic effects of weight loss diets in overweight and obese women with polycystic ovary syndrome: A systematic review and meta-analysis » (Journal of the Academy of Nutrition and Dietetics)

« The Role of Nutrition in Maintaining a Healthy Weight » (Current Obesity Reports)

« L'alimentation et la perte de poids : des stratégies efficaces » par le Dr Jean-Michel Lecerf

« L'importance de l'exercice physique pour la perte de poids » par le Dr Hélène Boudou

« Les mythes sur la perte de poids : une revue de la littérature scientifique » par le Dr Anne-Sophie Joly

Blogs :

Dr Mehmet Oz's « The Good Life »
« Diet Doctor »
« The Lean Plate Club » by Sally Squires
« Perte de poids : Conseils et astuces » par Julie Meunier
« La nutrition pour la perte de poids : Mon parcours » par Christelle Robert
« L'exercice et la perte de poids : Mon expérience" par Sophie Lebrun

Podcasts :

« The Dr. Oz Show »
« The Ultimate Health Podcast » with Dr. Jesse Chappus and Marni Wasserman
« The Fat-Burning Man Show » with Abel James
« Perte de poids : Les astuces d'une nutritionniste » par Murielle Robin
« L'exercice pour la perte de poids : Les conseils d'un coach sportif » par Guillaume Martel

« La méditation et la perte de poids : Les bienfaits »
par Sylvie Rousseau

Ces ressources peuvent vous aider à en apprendre davantage sur la perte de poids, la nutrition et l'exercice et vous donner des informations fiables sur les moyens de mener une vie saine et équilibrée.

Hommages à nos Inspirateurs

Permettez-moi de vous exprimer ma plus sincère gratitude pour toutes les personnes qui ont contribué à la réalisation de ce livre.

Je suis reconnaissant envers les professionnels de la santé, les experts en nutrition, les coachs en conditionnement physique et tous les autres qui ont partagé leur expertise et leur savoir-faire.

Je tiens également à remercier les personnes qui ont participé à la production et à la publication de ce livre, notamment les éditeurs, les correcteurs et les illustrateurs. Votre dévouement et votre engagement ont été déterminants pour faire de ce livre un outil précieux pour les lecteurs.

Enfin, je veux exprimer ma reconnaissance à tous ceux qui ont partagé leurs histoires personnelles et leur parcours de perte de poids, ainsi qu'à ceux qui ont pris le temps de me faire part de leurs commentaires et de leurs suggestions. Vous avez tous joué un rôle important dans la réalisation de ce livre.

Je vous remercie de votre temps et de votre attention. J'espère que ce livre vous aidera à atteindre vos objectifs de perte de poids et à vivre une vie plus saine et plus épanouissante.

Inspiration et gratitude envers les personnes clés

Permettez-moi de prendre un moment pour remercier les personnes qui ont inspiré l'écriture de ce livre.

Ce voyage de la perte de poids et de la transformation ne serait pas possible sans les histoires inspirantes de personnes qui ont choisi de faire un changement positif dans leur vie.

Vos histoires de détermination, de persévérance et de succès sont ce qui a nourri ma passion pour aider les gens à atteindre leurs objectifs de santé et de forme physique. Je suis honoré de pouvoir partager les connaissances et les techniques que j'ai apprises au fil des ans avec vous dans ce livre.

Je tiens également à remercier les membres de ma famille, de mon équipe et de mes amis qui ont soutenu mon engagement envers la santé et le bien-être de chacun. Vous êtes mes plus grands champions et je suis reconnaissant pour votre amour et votre soutien inconditionnel.

Enfin, je remercie chacun de vous, chers lecteurs, pour votre intérêt et votre engagement envers la vie saine et la transformation personnelle. C'est en travaillant ensemble que nous pouvons atteindre nos objectifs de santé les plus élevés.

Remerciements aux lecteurs pour leur soutien

Permettez-moi de vous exprimer ma gratitude sincère pour votre engagement et votre soutien constant à travers votre lecture de ce livre.

Votre intérêt pour améliorer votre santé et votre bien-être est une source d'inspiration pour moi et je suis profondément reconnaissant d'avoir été en mesure de vous offrir des conseils et des stratégies utiles pour vous aider à atteindre vos objectifs de santé.

Votre engagement à vous informer et à mettre en pratique les principes de santé que j'ai partagés dans ce livre montre un véritable engagement à améliorer votre vie. Je suis fier de faire partie de votre parcours de transformation et je vous remercie pour votre confiance.

Enfin, je tiens à vous remercier pour votre contribution à la communauté en partageant vos réflexions et vos commentaires sur ce livre avec d'autres personnes. Votre soutien aide à propager les messages importants de santé que j'essaie de transmettre et je suis profondément reconnaissant pour votre rôle dans la diffusion de ces messages.